Rudolf Kring

Gesund und fit
durch natürliche Ernährung

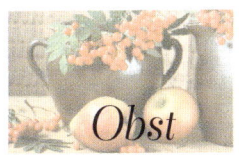

Obst

Edition *Gesund & fit*
herausgegeben von Dr. Luis Zagler

W0180383

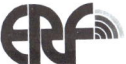 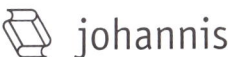

Bisher sind in dieser Edition erschienen:

Bd. 1: ... Grundsätzliches (Bestell-Nr. 07 161)
Bd. 2: ... Getreide (Bestell-Nr. 07 162)
Bd. 3: ... Obst (Bestell-Nr. 07 163)
Bd. 4: ... Gemüse (Bestell-Nr. 07 164)
Weitere Bände sind in Vorbereitung.

Bildnachweis:
Umschlag: Mauritius; Titelseite: Ch. Palma;
Innenbilder: Photo Disc, Corel

Die Deutsche Bibliothek – CIP-Einheitsaufnahme

Kring, Rudolf:
Gesund und fit durch natürliche Ernährung – Obst / Rudolf Kring. –
Lahr : Johannis, 1998
    (Johannis-Geschenktaschenbücher ; 7163 :
    Edition gesund und fit ; Bd. 3)
    ISBN 3-501-07163-9

Johannis-Geschenktaschenbücher
Edition Gesund und fit 07 163
© 1998 by Verlag der St.-Johannis-Druckerei, Lahr
Umschlaggestaltung: ERF-Studio Südtirol
Bildbearbeitung: Viola Oberrauch,
Textbearbeitung: Markus Ostermann
Grafik: Dr. Friedhelm Kring und Viola Oberrauch

Gesamtherstellung:
St.-Johannis-Druckerei, 77922 Lahr
Printed in Germany   13582/1998

Inhalt

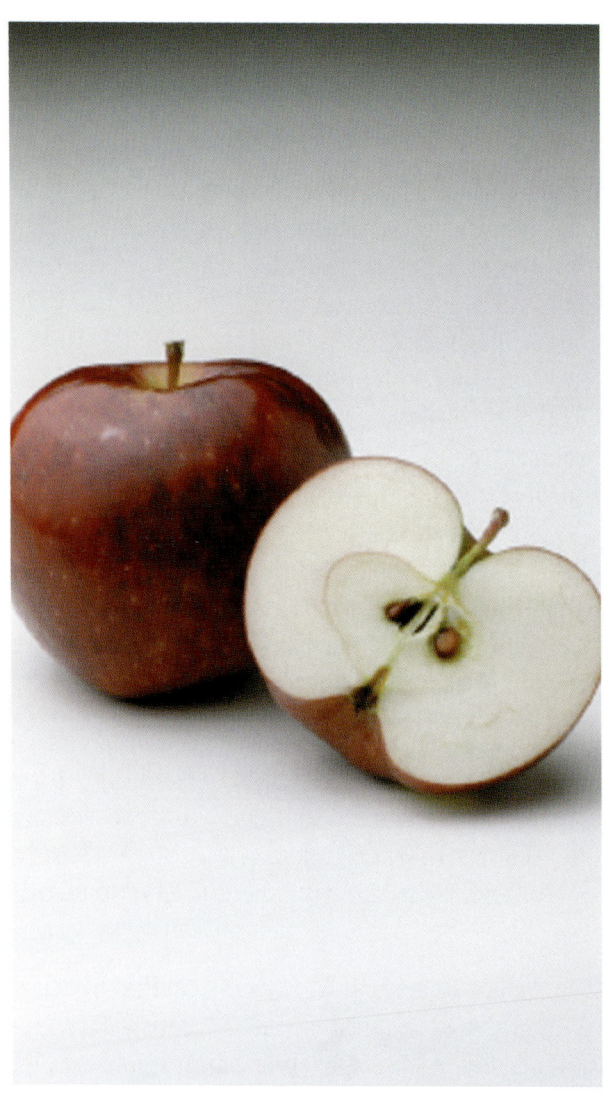

Vorwort

Ein Blick in die »Welt der Medien« macht es deutlich: An Gesundheit und Ernährung ist heute jeder interessiert. Zeitungen und Zeitschriften, Rundfunk und Fernsehen reagieren darauf und bringen Tips und Tricks zu Ernährung und Fitneß, Ratschläge und Diäten, als »allerneuste Erkenntnisse der Wissenschaft«, wie es heißt.

Wer aber sagt uns, was davon stimmt?

Wenn die eine Seite »natürliches Obst« bereits für »sehr bedenklich« erklärt, während die andere es vielleicht für »völlig unbedenklich« hält … Wer da nicht gewohnt ist, gleich mehrere gute Bücher über Ernährung zu lesen und sich selbst seine Meinung zu bilden, hat wenig Chancen, an wirklich brauchbare Information heranzukommen.

Genau da setzt die EDITION »Gesund & fit« an. In handlichem Format – wertvolles Wissen, praktisch erprobt, leserfreundlich und doch konzentriert, mit einladenden Bildern und dennoch preiswert. So sollte »Gesund & fit« sich als Geschenk ebenso eignen wie zum Selberlesen.

Rudolf Kring, geb. 1937 in Siegen, ein Praktiker unter den Experten auf dem Gebiet christlicher Gesundheitslehre, natürlicher Ernährung und schöpfungsgemäßen Lebensstils, ist bereits seit Jahren durch seine vielen Vortragsreisen, Presse, Rundfunk und Fernsehen bekannt. Er gilt als vorzüglicher Beobachter schöpfungsgemäßer Zusammenhänge, die er anhand des »Buchs der Bücher« konsequent aufschlüsselt und als leicht nachvollziehbare, nutzbringende, praktische Ratschläge für seine Leser erschließt.

Sie liegen jetzt erstmals in der auf mehrere Bände angelegten Edition »Gesund & fit« in Buchform vor. Dazu erscheinen im ERF Südtirol Audiokassetten.

Der Herausgeber

Wer von uns kennt nicht dieses herrliche Gefühl, wenn wir in einen Apfel beißen und seine Aromastoffe sich in unserem Gaumen verteilen. Den intensiven Duft einer sonnengereiften Erdbeere riechen oder den schillernden Glanz auf der glatten, runden Fläche von Kirschen sehen. Es ist immer wieder neu dieses eine Gefühl – ein Gefühl der Freude und Erfrischung, ein wahrhaft paradiesisches Gefühl für jeden, der es zu empfinden und zu genießen vermag – das ist unser Obst.

Wir verwenden den Sammelbegriff Obst für so verschiedene Früchte wie Äpfel, Birnen, Quitten, Kirschen, Pflaumen, Pfirsiche, Aprikosen, Kiwi, Weintrauben, Himbeeren und Erdbeeren; dazu auch für die Südfrüchte wie Orangen, Mandarinen, Zitronen, Grapefruit, Mango, Bananen, Feigen, Datteln, Melonen und Ananas; ebenso für das Schalenobst wie Haselnüsse, Walnüsse, Paranüsse und Mandeln.

Ob Kernobst, Steinobst, Schalenobst, Beerenobst

oder Südfrüchte: Obst ist das Köstlichste und Natürlichste, was wir an Nahrung haben. Es ist reich an Vitaminen, Mineralstoffen und Spurenelementen, enthält aber auch Aminosäuren, Gerbstoffe, Fruchtsäuren und Ballaststoffe sowie die für die Aktivierung der Verdauungssäfte so wesentlichen Aromastoffe.

Der besondere Wert des Obstes aber liegt im ausgesprochen harmonischen Zusammenspiel dieser verschiedenen ernährungsphysiologischen Stoffe. Es ist ein großer Unterschied, in welcher Zusammensetzung wir diese Stoffe unserem Körper zuführen. Das überaus fein abgestimmte Verhältnis im Obst ist ausgezeichnet auf die Bedürfnisse unseres Körpers abgestimmt und wirkt auch entsprechend gut auf unsere Gesundheit.

Wir brauchen uns also nicht zu wundern, wenn wir bereits im 1. Buch Mose, Kap. 1, Vers 29, lesen, wie Gott der Herr als zweites nach dem Getreide dem Menschen die Baumfrüchte zur Nahrung empfiehlt. Es heißt da: »Ich habe euch alles samentragende Kraut gegeben ... und jeden Baum, an dem samentragende Frucht ist. Es soll euch zur Nahrung dienen.«

Der Ausdruck »samentragende Baumfrüchte« ist uns heute nicht mehr geläufig. Wir sagen dazu Früchte oder Obst. Die Übersetzung trifft aber genau

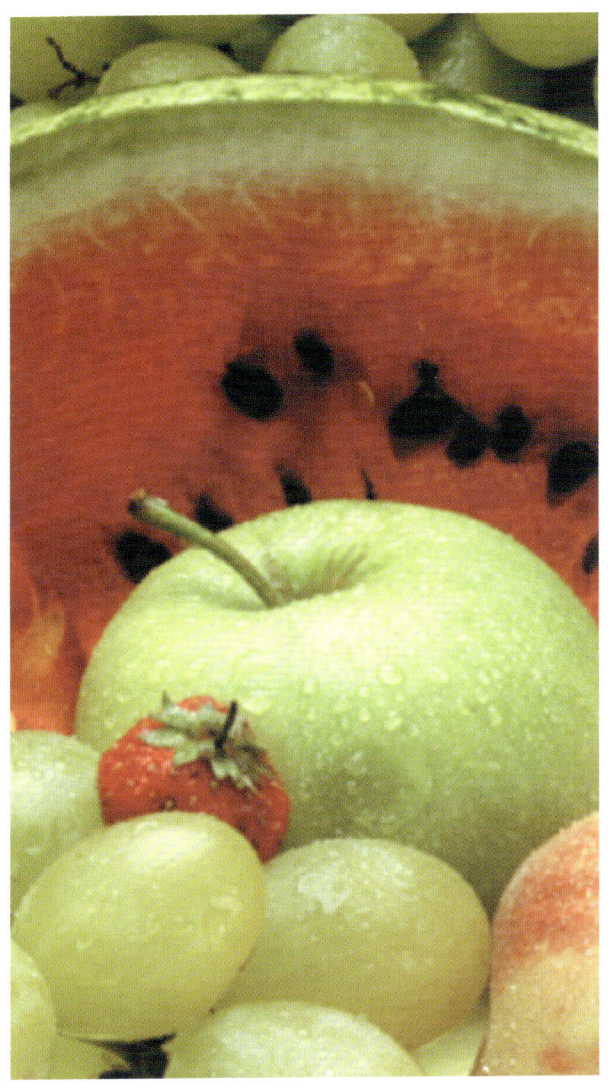

das Wesentliche dieser jahrtausendealten Aussagen. Das gilt vor allem für das im Nachsatz stehende Wort »dienen«. Dieses Wort weist auf den Menschen. Ihm sollen diese Früchte dienen. Was uns aber dient, verdient unsere besondere Aufmerksamkeit. Deshalb wird diesem schlichten Nachsatz im folgenden auch noch eine besondere Beachtung zukommen.

Wie Ernährungswissenschaftler uns heute bestätigen, hätte uns Gott als Schöpfer etwas Besseres als Getreide und Obst gar nicht schaffen und empfehlen können. Tatsächlich bilden die Samen und Früchte der verschiedensten Pflanzen und Bäume bis heute die Grundlage der menschlichen Ernährung auf der ganzen Welt. Das ist folgerichtig und bestätigt uns die Tragweite der Aussagen in Gottes Wort. Auch wenn wir in unseren Wohlstandsgesellschaften in den letzten 50 Jahren immer mehr dazu übergegangen sind, Fleisch und Fleischprodukte zu essen, wissen wir doch aus der Geschichte, daß unsere Vorfahren sich vor allem vegetarisch ernährten. Sie aßen zuallererst Samen und sammelten sich die Früchte.

In der Zeit, in der Gott dem Menschen Getreide und Früchte zu essen empfahl, lebten diese Menschen im Paradies, in enger Gemeinschaft mit Gott. In dieser Ordnung paradiesischer Zustände brauchten die gereiften Samen der Pflanzen und die saftigen Früchte der Bäume nur gepflückt zu werden. Wer hätte da wohl daran gedacht, sie zu waschen oder gar zu schälen? Schließlich gab es Schadstoffe und Pilzbefall im Paradies noch nicht.

Was als Arbeit, Schweiß und Mühe, Verderben, Krankheit, Leid und Tod später in die Welt kam, muß als Folge der Sünde gesehen werden, wie Gottes Wort es erklärt.

Auch unsere heutigen Getreidearten, Obstbäume und Beerensträucher stehen nicht mehr im Paradies. Sie stehen in dieser »gefallenen Schöpfung«. Das müssen wir erkennen. Damit müssen wir leben – und werden in der Bewältigung dieses Lebens auch immer wieder damit konfrontiert sein. Das merken wir überall, im Anbau von Obst ebenso wie in den Mühen und Sorgen unseres Alltags. Und dennoch ist Obst eine Frucht, der bis heute noch ihr paradiesischer Ursprung abzuspüren ist.

Obst – eine begehrenswerte Frucht

Schon von den Obstbäumen im paradiesischen Garten Eden heißt es im 1. Buch Mose, Kap. 3, Vers 6: »Sie waren begehrenswert anzusehen und gut zur Nahrung.« So ist es bis heute geblieben. Wer von uns erinnert sich nicht an die Äpfel oder Kirschen in

Nachbars Garten, die für viele – zumindest im Kindesalter – eine Versuchung darstellten? Der geheimnisvolle »Baum der Erkenntnis des Guten und Bösen« war ein Obstbaum, wie wir lesen. Was die Schlange im Paradies Eva anbot, die es Adam weiterreichte, war »eine begehrenswerte Frucht und eine Lust für die Augen«. Weist all das nicht auf das Obst als begehrenswerte Frucht hin?

Tatsächlich haben wir im Obst alles, was unser Herz begehrt. Es riecht gut, schmeckt gut, sieht gut aus, bekommt unserem Körper gut, fördert unser Wohlbefinden, unsere Gesundheit und unsere Leistungsfähigkeit.

Mit Recht stellen viele von uns Obst sogar als Dekoration ins Wohnzimmer. Die Industrie antwortet auf dieses Bedürfnis und bietet seit geraumer Zeit sogar unverderbliches Plastikobst an.

So können wir bis heute vom Obst als von einer schönen, begehrenswerten Frucht sprechen, die von vielen gerne gegessen wird. Genau wie damals im Paradies, als »die Frau sah, daß der Baum gut zur Speise und daß er eine Lust war für die Augen und daß der Baum begehrenswert war«.

Obst – eine vitalstoffreiche Frucht

Obst ist reich an Vitalstoffen, ähnlich dem Getreide. Das wiederum beruht auf einem ganz einfachen Grundprinzip. Wie bekannt, werden die Samenkörner in der Frucht der Pflanze gebildet. Im »genetischen Code« des Samens liegt in der Form kleinster chemischer Bausteine die gesamte Information für das Leben der Pflanze verborgen. Auf diese Weise sichert der Schöpfer nach einem ungeschriebenen Gesetz das Überleben der Pflanze, die ihrerseits aus diesem Grund alle lebenswichtigen Nährstoffe, Mineralien und Vitamine in der Frucht speichert; in dem also, was wir Obst nennen.

Wenn Gott uns diese Frucht zur Nahrung gibt und sie uns gleich nach dem Getreide empfiehlt, gibt und empfiehlt er damit wiederum das Beste. Denn nur dieses Beste aus der Natur verspricht auch das Beste für unsere Gesundheit. Der Schöpfer möchte, daß wir aus seinem geoffenbarten Wort erkennen, was gut für uns ist. Das gilt für das Heil unserer Seele wie auch für die Gesundheit unseres Körpers.

Durch die Vielzahl der Früchte wie Äpfel, Birnen, Kirschen, Kiwis, Erdbeeren, Himbeeren usw. schuf der Schöpfer eine reiche Auswahl und sorgte dafür, daß wir dieser Früchte nicht so leicht überdrüssig werden können. Darin bewahrheitet sich der Vers aus dem bekannten Lied von Samuel Rodigast: »Was Gott tut, das ist wohlgetan.«

Als Gott der Herr all diese herrlichen Früchte entstehen ließ, legte er ganz nebenbei auch noch die für uns bekömmlichste Nahrung in sie hinein, wichtige Nährstoffe, Vitamine und Mineralien. So sicherte er der Pflanze ihr Überleben in einer verschwenderischen Vielzahl von Früchten, großartig im Geschmack und Aussehen.

Welch ein herrlicher Gedanke und welch ein Grund zum Lob dieses Schöpfers, wenn wir diese Früchte auf unseren Bäumen sehen und wissen dürfen, daß darin das Beste für unsere Gesundheit ist. In reicher Fülle vorhanden und nach einem ganz einfachen, universellen Prinzip geschaffen, dessen Nutznießer wir sein dürfen. Könnten wir's uns genialer wünschen?

Nehmen Sie diese Früchte, und genießen Sie sie! Sie werden merken, wie die vollkommene Zusammensetzung der Aromastoffe reichen Genuß bis zum letzten Bissen bieten. Damit führen Sie Ihrem Körper auf diesem wahrlich »lustvollen« Weg eine Vielzahl von lebenswichtigen Vitalstoffen zu, vor allem Vitamine, Mineral- und Nährstoffe, wie wir sie für unser Leben und unsere Gesundheit tagtäglich brauchen. Wer solche sonnengereiften Früchte aus dem natürlichen Angebot der Schöpfung täglich genießt, tut nicht nur Gutes an sich. Er tut auch Gutes an der Natur und läßt sich beschenken von seinem Schöpfer.

Die Grundlage zum Sattwerden wie zum Aufbau des Körpers und der täglichen Energie gibt uns das Getreide. Die Grundlage für Gesundheit und Vitalität aber sind Obst und Gemüse. Sie werden kein anderes Nahrungsmittel finden, durch das sie dem Körper so viele frische Vitamine und Mineralstoffe zuführen wie durch das Obst. Glücklich, wer das erkennt und danach handelt. Er erspart sich viele Gesundheitsprobleme.

Der in der Ernährungslehre gebrauchte Begriff der »Energiedichte« gibt das Verhältnis zwischen dem Gehalt an wertvollen Inhaltsstoffen, Vitaminen, Mineralien und dem Energiegehalt der Lebensmittel an. Es ist kein Geheimnis, welche Lebensmittel die günstigste Nährstoffdichte haben: Getreide, Obst und Gemüse. In dieser Reihenfolge. Sie liefern die meisten Vitalstoffe bei gleichzeitig günstigstem Energiegehalt.

Obst – eine wertvolle Frucht

Obst enthält, im Gegensatz zu Milch- und Fleischprodukten, wenig Eiweiß, die meisten Sorten weniger als 1 %; etwas mehr – 1,2 bis 1,4 % – sind es bei den heimischen Johannisbeeren, Himbeeren und Brombeeren. Das ist äußerst günstig für uns, denn durch unseren zu hohen Fleischkonsum essen wir bereits viel zuviel Eiweiß. Beobachtungen bei Vegetariern zeigen, daß der äußerst niedrige Eiweißgehalt im Obst und Gemüse bereits vollkommen ausreicht und viel mehr dem Prinzip einer gesunden Ernährung entspricht. Denn unser Verdauungssystem ist, wie wir heute wissen, durchaus in der Lage, geeignete Eiweiße selbst herzustellen. Was es dazu allerdings benötigt, sind Aminosäuren. Diese wiederum sind in den verschiedenen Früchten und Salaten enthalten. Auch die Tiere, deren Fleisch wir so gerne essen, holen die Aminosäuren letztlich nur aus dem Pflanzenfutter, das sie fressen.

Der für uns Menschen ebenso notwendige Kohlenhydratanteil liegt bei den meisten Früchten zwischen 7 und 15 %. Es sind vorwiegend Frucht- und Traubenzuckerarten, die in dieser leicht löslichen Form vom Körper schnell aufgenommen werden können. Dieser sogenannte Fruchtzucker, auch Fructose genannt, und der Traubenzucker, Glucose genannt, bilden zusammen den Zweifachzucker oder weißen Haushaltszucker, die Saccharose.

Im Unterschied zu dem weißen Haushaltszucker, den wir heute ebenfalls viel zu reichlich verwenden, nimmt unser Körper diesen Zweifachzucker über

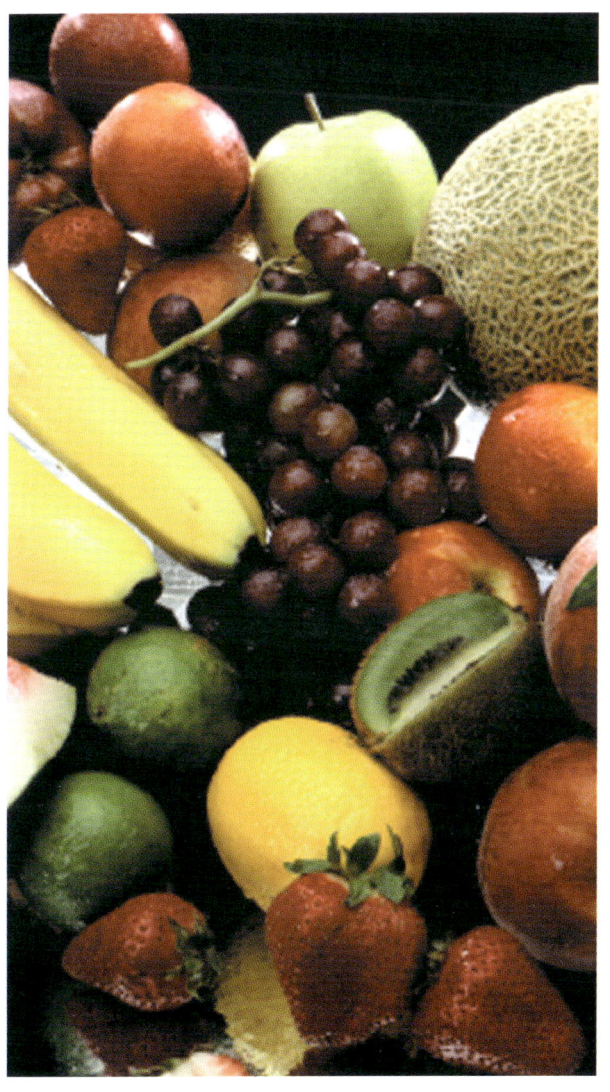

die Früchte in einer Verdünnung von mehr als 1:10 auf, bekommt aber gleichzeitig viele der lebenswichtigen Vitamine, Mineralien, Ballaststoffe und andere Zuckerarten mit zugeführt. Dagegen weist der denaturierte Haushaltszucker nur konzentrierte Energie ohne jegliche Vitalstoffe auf und ist schon allein deshalb nicht empfehlenswert.

Wundern wir uns also nicht, wenn Ernährungsexperten und Ärzte immer wieder vor dem Genuß dieses denaturierten Haushaltszuckers warnen. Wir wissen heute sehr genau, warum der Haushaltszucker unserer Gesundheit schadet. Er fördert Karies, gilt als Vitamin-B-Räuber und trägt ganz erheblich zum Übergewicht bei. Wer möchte abschätzen, was in unserer Bevölkerung heute an Geld ausgegeben wird zur Bekämpfung der vielen gesundheitlichen Folgen, die Übergewicht mit sich bringt, wie auch dafür, dieses Übergewicht wieder loszuwerden.

Wie liebevoll und im wahrsten Sinne des Wortes »wert-voll« verpackt dagegen ist das, was der Schöpfer uns im Fruchtfleisch des Obstes anbietet und als Nahrung empfiehlt. Es ist süß, schmeckt und schmeichelt unserem Gaumen und ist zudem noch äußerst gesund. Wenn wir Zucker in dieser vom Schöpfer vorgesehenen Form über die Frucht aufnehmen, kann uns all das nicht passieren, was uns

Obst - ein lebenswichtiges Produkt der Natur. Ein solcher Apfel enthält: Kohlenhydrate (10 % Fructose, 12 % Glucose), Vitamine A, B1, B2, C, Wasser (80 - 90 %), Spurenelemente (wie Eisen), Gerbstoffe, Fruchtsäuren, Mineralstoffe (Kalium, Calcium, Phosphor), Ballaststoffe (Pektine, Zellulose), Fett nur in Spuren (zum Binden von fettlöslichen Vitaminen).

Haushaltszucker - ein denaturiertes Produkt des Menschen - enthält dagegen nur Kohlenhydrate, d.h. Saccharose (= Fructose und Glucose). Ansonsten enthält Zucker keine weiteren Nährstoffe.

passiert, wenn wir den denaturierten Zucker benutzen. Daran erkennen wir wieder einmal, wie gefährlich es für den Menschen ist, sich über Gott zu stellen. Das zeigt sich in den verschiedensten Bereichen des Lebens. Es zeigt sich auch im Bereich der Ernährung, vor allem auch im Gebrauch von Haushaltszucker.

Sie fragen vielleicht, wo Gottes genaue Anweisung hierzu in seinem Wort steht? Ganz einfach. Es ist seine Empfehlung, die »samentragenden Früchte der Bäume« zu essen. Sie entsprechen unserem Verlangen nach Süßem, sind reich an Geschmack und

Vielfalt und dienen so unserer Gesundheit, wie es Gott als Schöpfer sich erdacht hat.

Obst – eine inhaltsreiche Frucht

Mit Ausnahme von Nüssen enthält Obst so gut wie kein Fett. Dieses wenige Fett wiederum ist dazu nötig, die fettlöslichen Vitamine zu binden, damit unser Körper sie aufnehmen kann. Von besonderem Wert für unsere Gesundheit sind die im Obst so reich enthaltenen Vitalstoffe.

Insbesondere die Vitamine spielen im Gesamtzusammenhang unserer Ernährung für die Gesunderhaltung unseres Körpers eine sehr große Rolle, vor allem das Vitamin C. Diesem Vitamin kommt eine besondere Rolle für unseren Stoffwechsel zu, es ist aber auch von großer Bedeutung für unser Immunsystem. Es wirkt beim Abbau einiger Aminosäuren mit und übt eine Schutzfunktion aus für andere Vitamine, wie z.B. die Vitamine B1, B2, A und E, indem es deren Zersetzung verhindert. Vitamin C wie auch die Vitamine der B-Gruppe und Vitamin A sowie dessen Vorstufe, das Karotin, sind im Obst reichlich vorhanden.

Da Vitamin C und B zu den wasserlöslichen Vitaminen gehören, können sie im Körper kaum gespeichert werden. Von daher ist es wichtig, sie dem Körper täglich zuzuführen. Sie können also nichts Besseres tun, als täglich frisches Obst zu essen. Wenn möglich roh, denn jede Behandlung bringt eine Wertminderung mit sich und hat vor allem einen Abbau der wichtigen Vitamine zur Folge.

Eine weitere wichtige Funktion in unserem Körper üben die Mineralstoffe und Spurenelemente aus. Die im Obst am häufigsten vorkommenden Mineralstoffe sind Kalium, Natrium, Kalzium, Phosphor, Magnesium und Eisen. Alles lebenswichtige Bausteine, auf die unser Körper nicht verzichten und die er selber nicht herstellen kann, sondern über die tägliche Nahrung aufnehmen muß. Kalium und Natrium sind die Stoffe im menschlichen Körper, die den Wasserhaushalt regeln, während Magnesium und Kalium für das Funktionieren von Muskeln und Nerven, Phosphor und Kalzium für den Aufbau der Knochen und Zähne unentbehrlich sind. Eisen hingegen ist seit jeher als wichtiger Baustoff für die roten Blutkörperchen bekannt. Wer viel frisches Obst ißt, verhindert also Mangelerscheinungen in all diesen Bereichen. Das aber trägt wiederum dazu bei, daß Sie sich »fit und gesund« fühlen. Sich fit und gesund fühlen hängt aber wesentlich vom Gesamtzusammenspiel in unserem Körper ab. Da leisten die im Obst so reichlich vorhandenen Gerbstoffe wiederum einen ganz besonderen Dienst. Sie wirken u. a. entzündungshemmend und beruhigend auf die Magen- und Darmschleimhäute. Die Fruchtsäuren, zusammen mit anderen Geschmacksstoffen und in Verbindung mit dem Zucker, bestimmen den Geschmack des Obstes.

Was dem Obst hingegen fast völlig fehlt, sind die Vitamine B12, D und E. Deshalb ist Obst allein auch nicht ausreichend für unsere Ernährung. Gerade diese Vitamine finden sich aber reichlich im Getreide, im Gemüse und in tierischen Produkten.

All diese Vitalstoffe sind wichtig zum Aufbau und Erhalt unseres körpereigenen Immunsystems und schützen vor Krankheit, insbesondere auch vor den so gefürchteten Infektionskrankheiten. Sie sind wichtig für den Stoffwechsel, die Verdauung und die allgemeine Leistungsfähigkeit und die äußere Schönheit.

Ärger, Streß, Alkohol, Rauchen, wenig Schlaf und falsche Ernährung dagegen führen leicht zu Vitaminmangel, der sich rasch durch allgemeines Unwohlsein oder durch Veränderungen an Haut, Haaren, Zähnen oder Finger- und Fußnägeln zeigen kann. Mögen die Vitalstoffe auch noch so klein sein, als Bausteine des Lebens sind sie von großer Wichtigkeit. Ohne sie funktioniert in unserem Körper nichts.

Durch die Vielfalt der Früchte hält der Schöpfer alles das bereit, was wir an Vitaminen, Mineralstoffen und Spurenelementen brauchen. In dieser schöpfungsgemäßen Vielseitigkeit und Abwechslung liegt der Segen.

Obst – eine ballaststoffreiche Frucht

Obst enthält, ähnlich wie Getreide, wertvolle Ballaststoffe, vor allem Zellulose und Pektine. Pektine sind unverdauliche wasserlösliche Ballaststoffe, die im Darm aufgrund ihrer Quellwirkung giftige Zersetzungsprodukte von Mikroorganismen aufnehmen und abführen können. Sie sind in der Lage, bis zum 100fachen ihres Eigengewichtes an Wasser zu binden. Von daher auch die große Reinigungskraft dieser Ballaststoffe im Darm. Die Pektine haben darüber hinaus einen sehr positiven Einfluß auf die Höhe der Blutfettwerte. Sie helfen, das schädliche Zuviel an Cholesterin abzubauen.

Zellulose hingegen hat, als nicht wasserlöslicher Bestandteil des Obstes, eine funktionsfördernde Wirkung auf die Passage der Nahrung im Darm. Sie fördert vor allem den Stuhlgang. So löst ballaststoffreiche Ernährung das Stuhlgangproblem auf ganz natürliche Art und vertreibt auch das Völlegefühl, an dem so viele Menschen leiden.

Auch wer als junger Mensch gerne schlank ist, legt am besten hin und wieder einen Obsttag ein oder ißt zum Frühstück mal nur Obst. Viele Obstsorten enthalten so wenig Kalorien, daß diese durch ihre Verdauung schon wieder verbraucht werden. Obst eignet sich von daher auch sehr gut für den kleinen Hunger zwischendurch und gilt mit Recht als Schlankmacher.

Wenn Sie als Mütter ihren Kindern anstelle des Pausenbrotes Obst oder Möhren mit in die Schule geben, handeln Sie sicher nicht falsch. Vor allem wenn es an Stelle der vielen Süßigkeiten geschieht, die heute so oft auf den Schulhöfen verzehrt werden. Auch als »Durstlöscher« ist Obst zu empfehlen. Es erspart Ihnen die zuckerhaltigen Getränke, die wiederum nicht gerade gesund sind. Ein Liter der täglich notwendigen Wasserzufuhr können Sie gut und gerne über Obst und Gemüse aufnehmen, jedoch in der Form der ganzen Früchte, nicht in Form von Obst- und Gemüsesäften.

Obst – eine reizvolle Frucht

Die äußeren Schalen unserer Früchte haben von Natur aus eine hauchdünne Wachsschicht als natürlichen Schutz, ähnlich dem Schutzfett unserer Haut. Diese Wachsschicht sorgt dafür, daß Obst auch bei

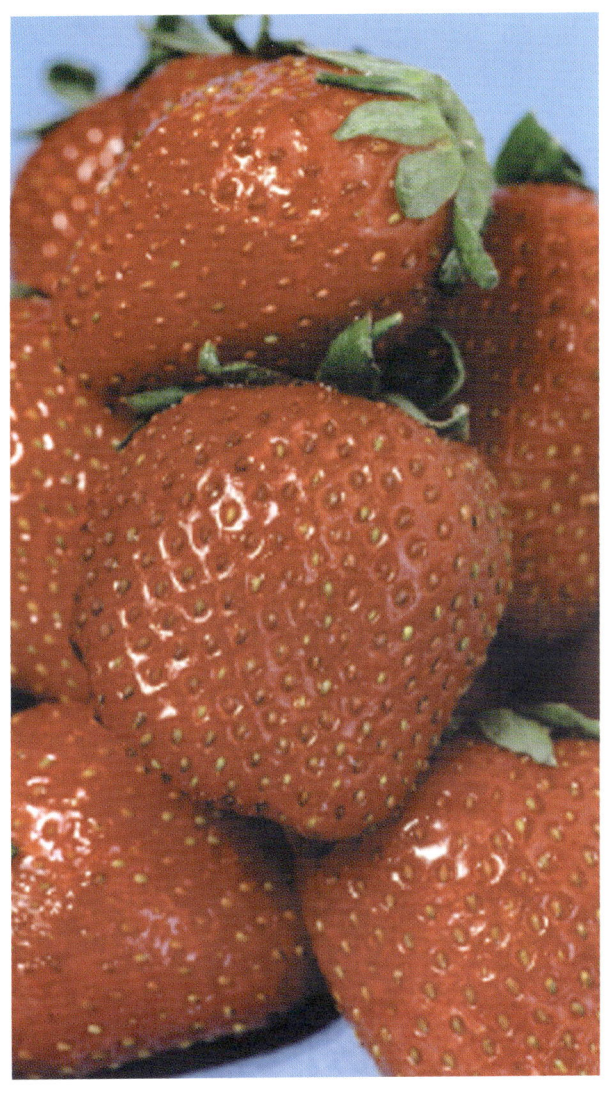

Regen weitgehend trocken bleibt und Bakterien und Pilze sich nicht so leicht ansiedeln können. Auf der glatten Wachsschicht perlt das Regenwasser wie auch viel vom Spritzwasser und den Schadstoffen einfach ab wie bei einer Gans, wenn sie aus dem Wasser steigt. Leider ist die Wachsschicht durch die jahrelange Zucht bei vielen der Früchte immer dünner geworden und teils auch schon ganz verschwunden.

Diese natürliche Wachsschicht darf allerdings nicht mit der künstlichen Wachsschicht verwechselt werden, die oft nach der Ernte angebracht wird, um die Lagerfähigkeit des Obstes zu steigern und ihm den nötigen Glanz wieder zu geben. Ob ihr Apfel mit einer künstlichen Wachsschicht nachbehandelt worden ist, erkennen Sie daran, daß sich diese künstliche Wachsschicht mit dem Fingernagel oder einem Messerrücken leicht abschaben läßt, während die natürliche Schutzschicht fest mit der Schale verbunden ist.

Allgemein ist Obst, wie Getreide, wesentlich besser gegen Schadstoffe geschützt als z.B. Gemüse. Denn wie beim Getreide werden auch beim Obst die Schadstoffe, die der Baum aufnimmt, in der Regel zuerst in den Blättern abgelagert, nicht in der Frucht. Das gilt für Umweltschadstoffe aus der Luft wie für die gefährlichen Nitrate und Schadstoffe, die der Baum mit dem Bodenwasser über seine Wurzeln aufnimmt. Im Herbst wirft der Baum seine Blätter ab und ist so den allergrößten Anteil von Schadstoffen wieder los. Einen weiteren Schutz bildet die geradezu ideale Form der meisten Früchte, an deren glatten Oberflächen Regenwasser und Spritzmittel leicht abperlen können und so kaum Rückstände hinterlassen.

Darin zeigt sich, daß vieles von dem genial geschaffenen Schöpfungswerk selbst in unserer gefallenen Schöpfung noch ungebrochen wirksam ist. Als genauer Beobachter können Sie es betrachten, bestaunen und genießen. Wie die ersten Menschen damals, als Gott der Herr die verschiedensten Bäume im Garten Eden wachsen ließ, von dem es im 1. Buch Mose, Kap. 2, Vers 9, heißt: »Sie sahen prachtvoll aus und trugen köstliche Früchte.«

Wer sich Obst genauer ansieht oder es in Ruhe genießt, der spürt, wie bereits erwähnt, noch etwas von dieser paradiesischen Herkunft. Bis heute finden wir auch nichts Besseres für unsere Gesundheit. Deshalb sollten wir diese Früchte reichlich genießen und uns durch nichts davon abbringen lassen.

Obstsorte – Apfel

Viele Familien haben es sich bereits zur Gewohnheit gemacht, Äpfel regelmäßig zu essen. Von frühester

Kindheit bis ins hohe Alter ist der Apfel eine bekömmliche Frucht. Keine andere Frucht bietet solch eine Fülle von verschiedenen Geschmacksrichtungen und ist so vielseitig verwendbar. Am besten freilich schmecken sie frisch, denn ihr intensiver Geschmack läßt mit zunehmender Lagerung nach. Die Äpfel werden dann auch etwas mürber. Es gibt aber späte Herbst- und Wintersorten, deren Aroma sich gerade erst während der Lagerung so richtig entfaltet.

In Europa wird der Apfel vom Mittelmeerraum bis hinauf in die nordischen Länder angebaut. Er gilt als die wichtigste europäische Obstart. Weltweit steht er hinter Zitrusfrüchten und Bananen auf Platz drei der meistgegessenen Obstarten. Beim durchschnittlichen Obstverbrauch, der bei uns Europäern heute bei 90 bis 120 kg pro Person und Jahr liegt, entfallen 30 % auf Äpfel. Das führt zwangsläufig auch zur Frage der Lagerung.

Grundsätzlich eignen sich für die Lagerung von Äpfeln am besten kühle, feuchte Keller, möglichst aus Naturstein gebaut. Mit Gemüse oder Kartoffeln zusammen aufbewahren sollten Sie Äpfel aber nicht! Sie könnten sonst während der Lagerung leicht einen Fremdgeruch annehmen. Wer keinen solchen Keller hat, kann seine Äpfel auch in Folienbeutel einschweißen. Das ist billig und leicht durchführbar. Die von den Äpfeln selbst ausgeatmete Kohlensäure sorgt für ein günstiges Lagerklima im Beutel. Damit wird das Austrocknen und Schrumpfen der Äpfel weitgehend verhindert. Sie können die Lagerverhältnisse noch verbessern, wenn Sie die Folienbeutel kühl und dunkel lagern. Zur guten Belüftung reichen einige Nadelstiche in die Folienhaut.

Den Apfel gibt es in den verschiedensten Geschmacksrichtungen, Farben und vor allem Sorten. Leider wurden von der einstigen Sortenvielfalt bei Äpfeln – wegen der strengen Marktregeln durch die EU – einige bewährte Sorten den marktwirtschaftlichen Strategien geopfert. Dadurch ist heute so mancher von den Inhaltsstoffen her wertvolle Apfel nicht mehr auf dem Markt, nur weil äußere Merkmale wie Farbe, Form oder Größe nicht der EU-Norm entsprechen – auch wenn jeder von uns weiß, daß diese äußeren Merkmale für unsere Gesundheit keine besondere Rolle spielen. Schließlich kommt es vor allem auf die Inhaltsstoffe und auf den Geschmack an. Aber leider sagt diese EU-Norm nichts über Inhaltsstoffe, Schadstoffgehalt und die Lagerfähigkeit der Äpfel aus.

All das verleitet den Obstanbauer zu immer intensiverer Düngung und häufigen Spritzungen. Denn nur so erzielt er das von der EU-Norm geforderte Aussehen des Apfels. Wer an diesem Trend nicht mitwirken möchte, dem bleibt kurzfristig nur der Direktkauf beim Bauern selbst. Soweit Sie die Möglichkeit dazu haben, können Sie sich einen Apfelbaum ohne viel Mühe in Ihren eigenen Garten pflanzen. Als Hobbygärtner stehen Ihnen dazu Hunderte von Sorten zur Auswahl.

Sie können sich für so seltene Sorten entscheiden wie »Champagner«, »Kalterer« und die aromatischen »Kleinen Köstlichen« oder für die im Handel bekannten Sorten wie »Golden Delicious«, »Gloster«, »Granny Smith«, »Elstar«, »Cox Orange«, »Jonagold« oder »Grafensteiner«. Aber ob Lieblingssorte oder nicht – der Apfel ist in jedem Fall von allen heimischen Früchten die wertvollste, die wir kennen, und das nicht zuletzt aufgrund seiner äußerst günstigen Lagerfähigkeit, die je nach Sorte fast über das ganze Jahr reicht.

Wie alles Obst enthält auch der Apfel wenig Eiweiß und nur in geringen Spuren Fett, das wiederum notwendig ist für die Aufnahme der fettlöslichen Vitamine. Auch der Kohlenhydratgehalt liegt mit etwa 12 % sehr günstig. Ein mittelgroßer Apfel entspricht nur etwa 2 % des Energiebedarfs eines erwachsenen Menschen bei überwiegend sitzender Tätigkeit. Ein Zuviel an Energie, wie es bei Fleischprodukten sehr schnell der Fall sein kann, läßt sich mit Äpfeln also gar nicht erreichen. Dagegen versorgen Sie Ihren Körper ausgezeichnet mit wichtigen Mineralstoffen und Vitaminen, wenn Sie täglich Ihre frischen Äpfel essen, insbesondere mit Vitamin C, das wir im Herbst und Winter täglich brauchen, um uns vor Erkältungskrankheiten zu schützen. Der hohe Anteil von Fruchtsäuren und Aromastoffen im Apfel wirkt zudem appetitanregend und fördert das Wohlbefinden.

Sie können Äpfel in jeder Schüssel auf Ihren Tisch stellen. Sie sehen immer dekorativ aus, brauchen nicht, wie andere Speisen, lange zubereitet zu werden und passen in jede Aktentasche und jeden Schulranzen. Ein Apfel ersetzt bestens jedes Pausenbrot und ist wegen seines hohen Wassergehaltes von 80 bis 90 % Getränk und Nahrung zugleich. Wer also gesund und fit bleiben will, dem dienen Äpfel, täglich gegessen, auf vorzügliche Art und Weise dazu.

Fruchtsäfte – ein Obstersatz?

Fruchtsäfte sind sehr in Mode. Wir können solche Fruchtsäfte heute aus fast allen Früchten herstellen. Das haben Industrie und Handel erkannt und als Chance genutzt. Obst verdirbt sehr viel rascher. Säfte hingegen lassen sich lange lagern. Das mag mit dazu beigetragen haben, daß daraus ein marktwirtschaftlich gesteuerter Trend entstanden ist, der immer mehr Menschen dazu verleitet, Frucht- und Gemüsesäfte zu trinken.

Durch geschickte Werbung im Fernsehen wird uns suggeriert, daß Fruchtsäfte gut für unsere Gesundheit seien und wir sie brauchen, weil wir als Schutz gegen Erkältungen Vitamin C als täglich frisches Vitamin aus der Flasche benötigen. In der Tat brauchen wir diese frischen Vitamine täglich. Wenn die Werbung jedoch von Vitamin C und Multivitaminen spricht, von Zusatzvitaminen, dann ist das nur ein Beweis für ihre schier grenzenlose Phantasie und zeigt einmal mehr, wie wenig es um unsere Gesundheit geht.

Der Trick dieser Fernsehwerbung besteht vor allem darin, daß sie uns irgendeinen Obstsaft durch überzeugende Worte und fruchtige Bilder so darstellt, daß in uns das Empfinden geweckt wird, der Saft sei die Frucht. Nur eben praktisch dargereicht. Das aber ist eine Täuschung. Selbst die allerbesten Biofruchtsäfte sind keine naturbelassenen Nahrungsmittel mehr. In Flaschen abgefüllt, sind sie zur Haltbarmachung durch Erhitzen auf 80° Celsius sterilisiert worden und entsprechen so in keiner Weise mehr der frischen Obstfrucht. Viele der Vitamine, die wir brauchen, wie auch Mineralien und Spurenelemente befinden sich zudem großteils in den Tre-

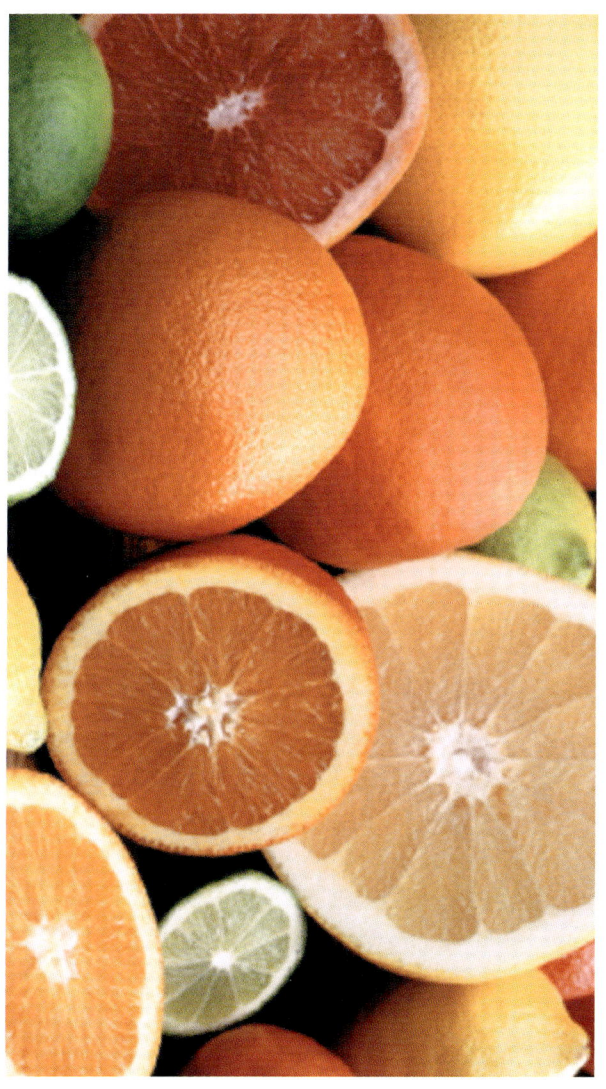

bern, nicht aber im Saft. Das gleiche gilt für die Ballaststoffe.

Im Fernsehen wird für diese Fruchtsäfte vor allem damit geworben, daß man deren hohen Gehalt an Vitamin C hervorhebt. Tatsächlich befindet sich vorwiegend dieses wasserlösliche Vitamin C in den Fruchtsäften. Denn um das vom Konsumenten erwünschte breite Angebot an Vitaminen zu erhalten, müssen andere, synthetisch hergestellte Vitamine oft erst hinzugegeben werden.

Wer die Früchte auf der Flasche abgebildet sieht, glaubt, er habe reinste Natur gekauft. Aber das ist eine Täuschung. Wir müssen uns vielmehr die Frage gefallen lassen, warum wir nicht die ganze Frucht essen. Möchten wir – Christen nicht ausgenommen – wieder einmal klüger sein als Gott, unser Schöpfer? Was aber wundern wir uns dann, wenn wir getäuscht werden?

In einer 0,75-Liter-Flasche Fruchtsaft kann, je nach Größe der Frucht, der Vitamin-C-Gehalt von 10 bis 20 Orangen sein. Gut möglich, daß Sie es bei warmem Wetter bequem schaffen, zwei Flaschen davon an einem Tag zu trinken. Wenn das aber mehrere Tage hintereinander geschieht, können Sie sich vorstellen, welch eine Menge an Vitamin C ihr Körper dadurch aufnehmen muß. Wenn Sie täglich noch etwa 400 g Kartoffeln essen, haben Sie Ihren Vitamin-C-Bedarf theoretisch schon allein damit abgedeckt. Sie essen aber auch noch Gemüse, Obst und Salat.

Nun ist es sogar vorteilhaft, wenn Sie etwas zuviel Vitamin C aufnehmen. Ein wenig von diesem Überangebot kann ihr Körper auch verkraften, aber eben nur ein wenig. Was zuviel an wasserlöslichen Vitaminen aufgenommen wird, scheidet der Körper ganz einfach wieder aus. Wer also täglich Vitaminsäfte trinkt, hat dieses Zuviel sehr bald erreicht. Der Körper gerät in Streß, weiß nicht mehr, wohin mit dem vielen Vitamin C und stellt sich ganz darauf ein, das Vitamin C immer wieder neu loszuwerden. Schließlich ist für ihn sicher: Die nächste »Ladung« kommt bestimmt. So mag das eine Weile gutgehen.

Dann aber kommt das erste kalte, nasse Herbstwetter; und jetzt braucht der Körper vermehrt Vitamin C, ist aber ganz darauf eingestellt, dieses auszuscheiden. In diesem Körper sind jetzt die besten Voraussetzungen für eine anständige Grippe geschaffen. Sie aber wundern sich, daß Sie trotz der Menge an Vitamin C so plötzlich eine kräftige Erkältung bekommen haben. Ganz einfach. Sie haben nicht natürlich, nicht schöpfungsgemäß gelebt und gehandelt, wollten es besser machen und erlagen einem Betrug.

Durch das Zuviel an Vitamin C können sogar andere Vitamine zerstört werden, vor allem die aus der Gruppe der B-Vitamine, was wiederum zur Schwächung des Immunsystems führt.

Wer also natürlich leben will, trinkt nicht Säfte, sondern ißt die ganzen Früchte, wie die Natur sie uns gibt. Spätestens nach einer, zwei oder drei Orangen sagt unser Appetit- und Durstgefühl uns dann instinktiv: So, genug! Wir haben unseren Vitaminbedarf gedeckt und auch all die anderen Vital- und Ballaststoffe in einem natürlichen Verhältnis genossen, all das aufgrund der natürlichen »Eßbremse«. Dieses natürliche Regulierungssystem bewahrt uns davor, leichtfertig mit den ausgepreßten Früchten umzugehen. So passiert es auch nicht, daß wir täglich 30 bis 40 Orangen in Form von Saft zu uns nehmen und dadurch unsinnig handeln.

Als erwachsene Menschen brauchen wir pro Tag etwa 60–75 mg Vitamin C. Das aber entspricht der Menge einer einzigen Apfelsine oder von 80 g Rosenkohl, einem viertel Blumenkohl oder einer drittel Paprika, 300 g Sauerkraut oder 400 g Kartoffeln. Wie können wir bei einer normalen Ernährung da ein Problem sehen, genügend Vitamin C zu bekommen?

Wenn Sie Fruchtsäfte trinken, nehmen Sie in kürzester Zeit auch konzentrierte Mengen von Fruchtzucker auf, was zu einem rapiden Anstieg ihres Blutzuckerspiegels führen kann. Wundern Sie sich nicht, wenn Sie sich anschließend nicht mehr so wohl fühlen. Blutzuckerschwankungen schaffen nicht die Voraussetzungen für Konzentrations- und Leistungsfähigkeit. Wer dagegen die natürliche Frucht ißt, dessen Blutzuckerspiegel bleibt ausgeglichen, die Voraussetzung für Konzentrations- und Leistungsfähigkeit ist also gegeben.

Fruchtnektar

Wer an der Qualität von Fruchtsäften zu zweifeln beginnt, greift gerne zu den Getränken, die uns als Fruchtnektar im Handel angeboten werden. Wir hören »Nektar« und denken an etwas besonders Gutes, assoziieren Blumen, Bienen und Honig und übertragen das auf unsere Gesundheit. In Wirklichkeit ist dieser sogenannte »Fruchtnektar« nicht einmal ein reiner Fruchtsaft. In der Regel besteht er nur zu 50 % aus Fruchtsaft, Fruchtmark oder ganzen Früchten. Mit Wasser, Zucker, Zitronen- oder Ascorbinsäure als Haltbarmacher gemischt, sind im Endprodukt dann nochmals bis zu 20 % Haushaltszucker enthalten. Ein denaturiertes Produkt also, das aus ernährungsphysiologischer Sicht genausowenig als Ersatz für die ganze Frucht geeignet ist wie die Fruchtsäfte.

Wenn Sie dennoch Fruchtsäfte und Fruchtnektar trinken, ist das andererseits auch nicht so schlecht. Sie haben immerhin noch den Saft, der einen Teil der Frucht enthält. Aber besser, natürlicher und gesünder sind die Früchte selbst. Wäre es Gottes Wille gewesen, uns Fruchtsäfte zu geben oder auch nur als Getränk zu empfehlen, er hätte es getan. Statt dessen aber gab er uns die Früchte. Warum aber halten wir uns nicht daran?

Obst – eine wichtige Frucht

Wie wichtig dem Schöpfer die Früchte in unserem Speiseplan schon immer waren, zeigt seine Anordnung im 5. Buch Mose, Kap. 20, Vers 19–20, die er dem Volk Israel für seinen Einzug in das gelobte Land gab. Es heißt dort: »Du sollst ihre Bäume nicht vernichten, indem du die Axt gegen sie schwingst, denn du kannst von ihnen essen – du sollst sie nicht abhauen ... nur die Bäume, von denen du weißt, daß sie Bäume sind, von denen man nicht ißt, die darfst du vernichten und umhauen.«

Wer daran denkt, daß ein solcher Baum 10 bis 15 Jahre wachsen muß, bis er anfängt, Früchte zu tragen, kann diese äußerst sinnvolle Anordnung gut verstehen.

Schon im 3. Buch Mose, Kap. 19, Vers 23, noch zur Zeit der Wüstenwanderung, lesen wir in Gottes Anweisungen für sein Volk: »Wenn ihr in das Land kommt und allerlei Bäume zur Speise pflanzt ...« Am schönsten aber ist der schlichte Satz aus dem Buch der Sprüche, Kap. 27, Vers 18, wo es heißt: »Wer den Feigenbaum hütet, wird seine Frucht essen.« Auch der weise Salomo wußte offensichtlich die Früchte der Bäume zu schätzen. Im Buch des Predigers, Kap. 2, Vers 5 und 6, lesen wir dazu: »Ich machte mir Gärten und Parks und pflanzte darin die unterschiedlichsten Fruchtbäume. Ich machte mir Wasserteiche, um daraus den aufsprießenden Wald von Bäumen zu bewässern.«

Alle diese Stellen zeigen, wie wichtig die Früchte Gott selbst und den Menschen zu dieser Zeit waren.

Wir können uns fragen, was wir pflanzen, wenn wir heute einen kleinen Garten oder ein Stückchen Land besitzen. Obstbäume und Beerensträucher oder Zierpflanzen? Wenn wir heimische Obstbäume und Beerensträucher in unseren Garten setzen, leisten wir ganz nebenbei noch einen wertvollen Beitrag für die gesamte Ökologie. Viele heimische Kleinsäuger, Vogelarten, Insekten wie z. B. Schmetterlinge, Hummeln, Bienen, Wespen, Schwebfliegen, Marienkäfer, und viele andere Tiere finden in diesen Beerensträuchern und Obstbäumen ihren natürlichen

Lebensraum, ihre Heimat und ihre Nahrung. So haben schon viele Streuobstwiesen in den ländlichen Gegenden unserer Heimat sich zu ökologisch wertvollen Reservaten entwickelt.

Ausländische Bäume und Sträucher wie z. B. die Koreatanne, der Essigbaum, der Bambus oder die Herkulesstaude hingegen bringen eine Reihe von Problemen in unsere heimische Fauna und Flora. Auch eine Pflanze erfüllt nämlich nur dort ihre schöpfungsgemäße Aufgabe am besten, wo sie hingehört. Deshalb gehören in unsere Gärten auch heimische Obstbäume. Bäume und Sträucher aus fernen Kontinenten wie Amerika oder Asien zu pflanzen ist eine Mode, die wir nicht unterstützen sollten.

Wer sich im Frühjahr an der herrlichen Blütenpracht von heimischen Obstbäumen und Sträuchern nicht erfreuen kann, der kann das auch bei exotischen Sträuchern nicht. All die vielen bunten Früchte eines Obstbaumes, sein prächtiges Laub im Herbst oder der weiße Schnee im eiskalten Winter, wie er die Äste ziert – kann uns das nicht zu einem ganz besonderen Erlebnis werden? Wir müssen es nur sehen.

Aber vielleicht haben auch Sie Ihren letzten Kirschbaum schon längst umgehauen wie bereits viele Hobbygärtner, weil Ihnen die Vögel alle Kirschen

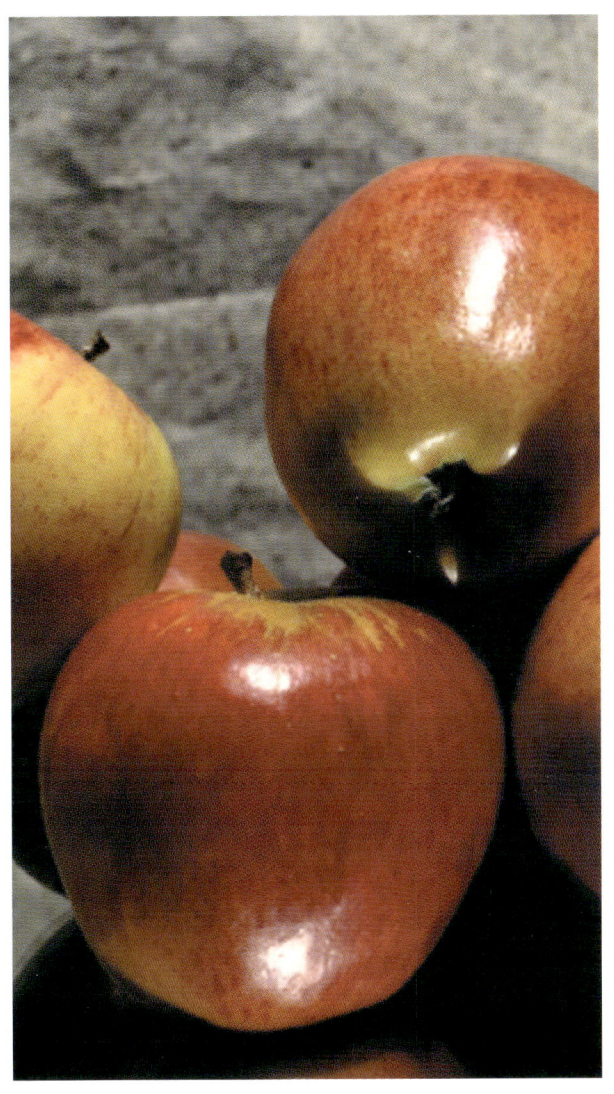

weggefressen hatten. Und jetzt klagen Sie, daß kein Kirschbaum mehr im Frühjahr blüht. Wie einst, als viele Insekten Nektar und Pollen fanden und Vögel ihre Nistgelegenheit. Warum aber klagen wir und wundern uns, wenn die trillernden Melodien dieser Vögel verstummen?

Warum sind wir nicht einfach nur großzügiger? Die Natur ist es auch. Sie gönnt den Vögeln nicht nur die Kirschen, sie gönnt ihnen auch Lebensraum. Vögel gehören in unsere Gärten. Gott hat sie hier hingestellt. Sie können nicht wissen, daß der Kirschbaum Ihnen gehört. Auch kommen sie nicht als Diebe, um sich an unserem Eigentum zu bereichern oder uns zu verärgern. Sie kommen, weil sie überleben wollen. Darum holen sie für sich und ihre Jungen, was die Natur ihnen bietet. Ja sie arbeiten sogar für uns, indem sie Raupen und anderes Ungeziefer in den Bäumen wegfressen und mit ihrem frohmachenden Gezwitscher sich noch dafür bedanken.

Gerade dieses Vogelgezwitscher wirkt sich auf unsere Psyche äußerst positiv aus. Das wissen wir aufgrund der vielen Forschungen, die dazu gemacht wurden. Wer also sagt uns, daß wir unsere Kirsch- und Apfelbäume oder Himbeersträucher abholzen oder ausreißen sollen?

Hätten wir wie einst so viele Kirsch-, Apfel- und Beerensträucher in unseren Gärten und Wiesen stehen, würde der Schaden, den Vögel anrichten, wegen der Menge der Früchte erst gar nicht ins Gewicht fallen. Es würde uns darum auch nicht stören. Wenn jedoch nur noch ein Kirsch- oder Apfelbaum im Dorf steht, ist das freilich anders. Das aber ist leider heute zu oft der Fall.

Wir übersehen dabei, daß wir als Anbauer von Obst in unseren eigenen Gärten viel leichter ohne jegliche Chemie zur Schädlingsbekämpfung auskommen könnten. Oft reicht es schon, daß wir unseren Garten natürlich bepflanzen und bebauen und unsere Bäume dadurch gesund und widerstandsfähig erhalten. Im Obstbau ist das viel leichter möglich als im Gemüseanbau.

Aus der ökologischen Landwirtschaft kennen wir eine ganze Reihe von alternativen Anwendungen zur Schädlingsbekämpfung im Obstanbau. In der Regel zielen diese Anwendungen auf die Förderung von Nützlingen ab. Das geschieht z. B., wenn Sie Nistkästen für Vögel in Ihren Bäumen aufhängen. Vögel können bekanntlich eine große Menge von Insekten vertilgen. Sie können aber auch mit Stroh gefüllte Tontöpfe in Ihre Obstbäume hängen, in denen sich die nachtaktiven Ohrwürmer tagsüber verkriechen können, die ihrerseits für ein Gleichgewicht in der Natur sorgen. All diese Anwendungen alternativer Schädlingsbekämpfung haben nie die völlige Vernichtung der Schädlinge zum Ziel, sondern sind lediglich darauf ausgerichtet, die Schädlinge in Schach zu halten, was aber ausreichen kann, um Ihren Obstbaum und Ihr Obst vor dem Befall von Schädlingen zu schützen.

Obst – aus dem Supermarkt

Wer keinen eigenen Garten besitzt und sich sein Obst auch nicht bei einem der Nachbarn holen kann, dem bleibt immer noch der Weg in den nächsten Supermarkt. Der Supermarkt bietet das ganze Jahr über die schönsten Früchte in reicher Auswahl an. Sofern Sie nicht gerade darauf bestehen, ausgerechnet zur Weihnachtszeit frische Erdbeeren zu haben, die Ihnen von irgendeiner Südseeinsel importiert werden müssen, erhalten Sie in Ihrem Supermarkt das Obst auch zu einem günstigen Preis. Früchte zur falschen Zeit hingegen sind nicht nur teurer, sondern werden oft auch unreif geerntet. Diese Früchte müssen dann künstlich nachreifen und haben oft einen sehr langen und teuren Transportweg hinter sich, der unsere Umwelt unnötig belastet.

Essen Sie deshalb ihre frischen Erdbeeren im Juni oder Juli, wenn Sie hierzulande reif sind. Solche Erdbeeren sind wirklich frisch, schmecken besser und sind auch besser. Sie sind natürlich, sonnengereift und können bei manch einem Bauern sogar selbst geerntet werden. Das macht sie preisgünstiger, und Sie haben bei dem einen oder anderen Bauern zudem die Gelegenheit, sich während des Pflückens einmal so richtig satt zu essen.

»Alles hat seine Zeit«, lesen wir im Buch des Predigers, Kap. 3, Vers 1. Trifft das nicht vor allem auf die Erntezeit zu? Der Schöpfer hat nicht nur alles in seiner Art geschaffen, er hat auch jeder Art ihren ganz bestimmten Lebensraum und ihre ganz bestimmte Zeit zugeordnet. In diesen Ordnungen erfüllen diese Pflanzen ihre schöpfungsgemäßen Aufgaben am besten. Das aber heißt für uns, daß wir das heimische Obst essen sollen – und zwar zur Erntezeit und so lange, wie es sich lagern läßt. Dieses frisch geerntete Obst hat dann naturgemäß die meisten Vitalstoffe, abgestimmt auf die Jahreszeit und das Klima, so wie's unserem Körper bekommt.

Wer sich natürlich ernähren will, paßt sich dem Rhythmus der Jahreszeiten an und ordnet sich so in die Abläufe der Natur ein, indem er das richtige Obst zur richtigen Zeit und in ausreichender Menge ißt. Von wem wir das Obst beziehen, ist dann nicht mehr so entscheidend. Sicher ist es besser, wenn wir es bei einem Bauern direkt kaufen. Es kann aber auch über eine fließbandbetriebene Supermarktkette sein. Das wird immer von den Gegebenheiten abhängig sein. Wichtig ist nur, daß wir Obst essen.

Die frischen Äpfel im Herbst, wenn es die vielen heimischen Äpfel gibt, und nicht im Juni, wenn sie aus langer Lagerhaltung oder aus einem anderen Kontinent der Erde importiert werden müssen. Erdbeeren und Kirschen im Juni und im Laufe des Sommers. Dann Johannisbeeren, Stachelbeeren und Mirabellen. Einfach immer das, was die heimische Natur gerade bietet. Damit leben und ernähren wir uns natürlich. Wir geben unserem Körper so die Chance, sich im Laufe des Jahres alles zu holen, was die Natur in ihrem vielseitigen Angebot für ihn bereithält. Das fördert die Stabilität unserer Gesundheit und erhält uns fit.

Wenn wir dann im Winter, wenn es bei uns kein frisches Obst mehr gibt, Orangen, Mandarinen oder Bananen essen, ist das nur noch eine Ergänzung zu unserer eigentlichen Grundernährung. Diese Ergänzung mag jeder dann nutzen, wie's ihm bekommt. Schließlich müssen auch viele unserer heimischen Äpfel für ihre lange Lagerung künstlich frisch gehalten werden.

In der Regel geschieht diese Lagerung je nach Obstsorte bei einer Temperatur von 4 bis 0° C, herabgesetztem Sauerstoffgehalt und erhöhtem Gehalt an Kohlendioxid und Stickstoff. So wird die Alterung und das Eintrocknen der Früchte in diesen speziell klimatisierten Hallen verzögert. In dieser besonderen Atmosphäre halten Herbstfrüchte bis in den Frühsommer hinein und können über diese ganze Zeit regelmäßig auf dem Markt angeboten werden.

Schadstoffrückstände im Obst

Wer nicht gerade das Glück hat, Obst aus biologischer Landwirtschaft zu beziehen, muß mit Rückständen von Schadstoffen und Schädlingsbekämpfungsmitteln rechnen. Vor allem in den letzten Jahren ist aber zu beobachten, daß bei den chemischen Spritzmitteln vieles verbessert werden konnte. Wissenschaftler in aller Welt haben sich in diesen Jahren immer wieder sehr bemüht, neue, weniger gefährliche Mittel zu entwickeln, um die Schadstoffmenge so gering wie möglich zu halten.

Viele der einst verwendeten Chemikalien sind heute wegen ihrer Toxizität und der Rückstände im Grundwasser schon vom Gesetz her verboten. Das aber trifft leider für das Ausland vielfach noch nicht zu. Bei uns hingegen kommen immer mehr Schädlingsbekämpfungsmittel auf den Markt, die auf einer ganz natürlichen Basis wirken und dadurch weitgehend harmlos sind. Ein solcher Wirkstoff ist z.B.

Pyrethrum. Wie alle natürlichen Wirkstoffe baut sich Pyrethrum wieder sehr schnell ab.

Der Schaden, der durch diese Mittel für die Ökologie entsteht, liegt oft nur noch darin, daß sie nicht zwischen Schad- und Nutzinsekten unterscheiden können. Indem sie beide vernichten, stören sie aber das Gleichgewicht der Natur noch immer empfindlich. Das aber ist bei chemischen Spritzungen ebenso der Fall. Wir können sehr wohl von einem großen Fortschritt sprechen, wenn mehr als 75 % aller Raupen, die unseren Kulturpflanzen schaden, heute schon mit dem Bakterium *Bacillus Thuringensis* erfolgreich bekämpft werden. Diese Bakterien produzieren einen Eiweißstoff, der die Darmwand der Raupen angreift und sie dadurch abtötet, wohingegen er für andere Insekten, Vögel und den Menschen völlig unschädlich ist.

Schwermetalle wie Blei lassen sich glücklicherweise mit warmem Wasser zumindest teilweise abspülen. Schwieriger ist das in der »Grube«, da, wo der Stiel des Apfels sitzt. In diesem Bereich finden wir die meisten Schadstoffe, weil das Spritzmittel dort nicht abfließen kann. Am besten, Sie schälen rund um den Stiel herum die Schale großzügig ab. Die ganze Frucht vor dem Essen zu schälen ist hingegen nicht zu empfehlen. Doch das sei jedem selbst überlassen. Wer es praktiziert, kann davon ausge-

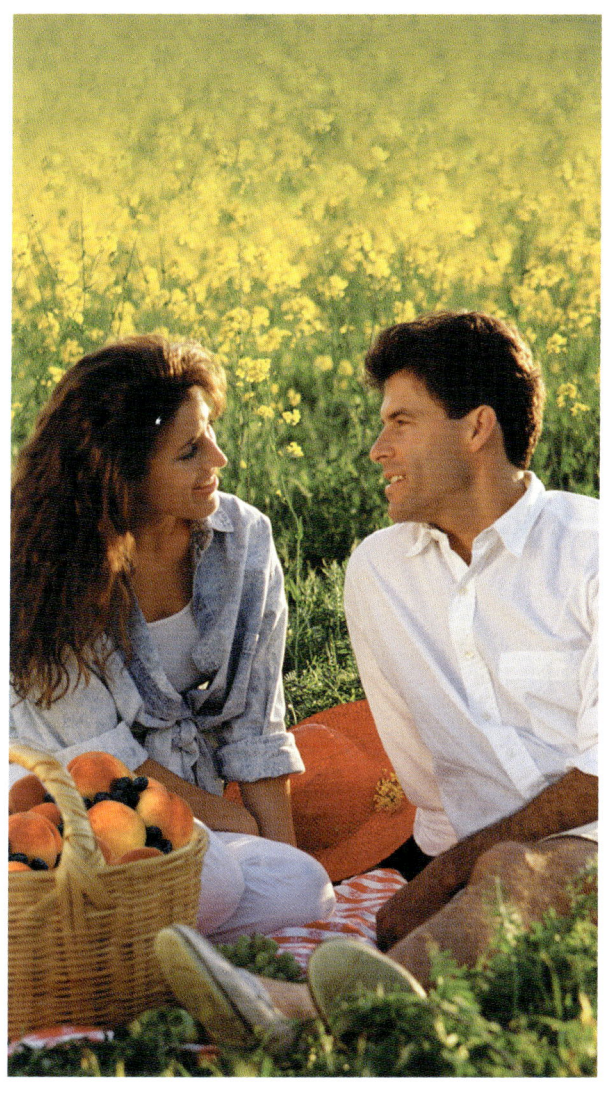

hen, daß er zwar bestimmt viele Chemikalien mit abschält, aber auch gleichzeitig wertvolle Vitalstoffe verliert, die vorwiegend in oder unmittelbar unter der Schale sitzen.

Grundsätzlich bleibt zu fragen, ob diese Schadstoffe uns überhaupt ernstlich gefährden. Experten streiten darüber noch. Ich denke, die Gefahr liegt mehr in der Anzahl der verschiedenen Schadstoffe, die täglich von allen Seiten auf uns zukommen, weniger in dem einzelnen Schadstoff. Denn wie sich die verschiedenen Rückstände zueinander in unserem Körper verhalten und welche gefährlichen Abbauprodukte bei ihrer Zersetzung entstehen, ist selbst für einen Wissenschaftler schwer zu durchschauen.

Obst – aus biologischem Anbau

In den vergangenen Jahrzehnten hat sich der Biomarkt als Alternative zum Supermarkt und dem konventionellen Handel immer mehr etabliert. So finden wir heute bereits ein weitverzweigtes Netz von Bioläden, Reformhäusern, Naturläden und Bauernmärkten. Vereinzelt werden sogar konventionelle Geschäfte schon mit Bioprodukten beliefert. Aufgrund dieser Entwicklung kann es vorkommen, daß Sie auch in Ihrem Geschäft hie und da schon »ungespritzte Zitronen« und »biologische Äpfel« im

Angebot finden. Es würde den Rahmen dieses Buches sprengen, würden wir jetzt darauf eingehen. Wir werden uns aber in einem der nächsten Bände dieser Reihe »Gesund und fit« mit den vielen Fragen und Probleme rund um den neu entstandenen Bioproduktmarkt näher beschäftigen. Deshalb sei hier nur herausgegriffen, was für den Einkauf von Obst von besonderer Bedeutung für uns ist.

Obst aus biologischem Anbau wird – soweit Sie sich durch Prüfung der Ware darauf verlassen können – ohne chemische Spritzmittel und Kunstdünger angebaut. Wir haben hier also ein Obst ohne Schadstoffrückstände. Sicher aber nicht ohne die, die uns durch den Ausstoß der Industrieschornsteine und den Verkehr entstehen. Solange es auch in einem Biogarten regnet, ist eine absolut biologische Landwirtschaft in unserer »gefallenen Schöpfung« eine reine Illusion. Trotzdem sollten geprüfte Produkte aus biologischem Anbau vorgezogen und – nach Möglichkeit – gekauft werden. Dafür gibt es mehrere Gründe. Sie erhalten hier Obst mit weniger Schadstoffrückständen und wertvolleren Inhaltsstoffen, weil es natürlicher gewachsen ist. Äußerlich mag es vielleicht nicht immer so schön aussehen und auch in Größe und Form nicht so einheitlich sein. Aber die Lagerfähigkeit und der herzhafte Geschmack sowie die Bekömmlichkeit sind bestimmt besser.

Gerade der Erwartungsdruck der Verbraucher ist es, der den konventionell anbauenden Bauern immer wieder zwingt, dem äußeren Schein mehr Aufmerksamkeit zukommen zu lassen als dem eigentlichen Inhalt. Bauern, die sich hingegen dazu entschließen, einen schonenden Umgang mit der Natur zu pflegen, verdienen unseren Respekt und unsere Unterstützung. Wie aber unterstützen wir sie? Nur indem wir ihre Produkte kaufen. Doch dieser neue Bioproduktmarkt ist sehr komplex und in sich widersprüchlich. Wir tun also gut daran, wenn wir gerade hier das Wort aus dem 1. Thessalonicherbrief, Kap. 5, Vers 21, anwenden, wo es heißt: »Prüft aber alles, und das Gute behaltet.«

Trockenobst

Das Trocknen von Obst ist eine altbewährte Art der Obstaufbewahrung. Es ist eines der ältesten Verfahren überhaupt und wurde zu allen Zeiten und in aller Welt immer wieder angewandt. Nicht nur für Obst, sondern auch für Gemüse, Fleisch und Fisch. Viele unserer heimischen Früchte wie Äpfel, Birnen, Zwetschgen, Pflaumen und Mirabellen lassen sich sehr gut trocknen, um sie für den Winter aufzubewahren.

Diesem Obst wird beim Trocknen, entsprechend dem Grundsatz »ohne Wasser kein Leben«, bei einer Restfeuchte von etwa 8 bis 18 % durch Wärme so viel Wasser entzogen, daß Mikroorganismen sich in ihm nicht mehr vermehren können. Bei vorsichtigem Trocknen und richtiger Lagerung werden die Vitamine nur in geringem Ausmaß geschädigt. Fruchtzucker, Mineralien und Spurenelemente hingegen bleiben erhalten. Inhaltsstoffe und Aroma steigen in ihrer Konzentration sogar ganz wesentlich an. Ebenso der Energiegehalt. Er steigt in der Regel auf das Vier- bis Fünffache.

Solches Trockenobst wird wegen seines guten Geschmacks und seiner verdauungsfördernden Wirkung vor allem von älteren Menschen sehr geschätzt. Aber auch Kinder – erst einmal auf den Geschmack gebracht – lieben es oft sehr.

Sie können Trockenfrüchte auch gut und lange auf wenig Raum lagern, am besten in einem dunklen Raum in geschlossenen Gläsern, damit keine Luftfeuchtigkeit hinzukommt und sie nicht anfangen zu schimmeln. Sie sollten Trockenobst auch nie warm einlagern, damit kein Schwitzwasser entsteht.

In Kuchen, Milchsuppen oder Müsli wird Trockenobst als Zutat sehr geschätzt. Oft süßt es so gut, daß Sie auf denaturierten Zucker ganz verzichten können.

Wenn Sie Ihren Kindern Trockenfrüchte anstatt der

Süßigkeiten zu essen geben, ist das für ihre Gesundheit etwas Wertvolles. Die süßen, getrockneten Früchte sind auf alle Fälle eine gute Alternative zu der von der Industrie angebotenen süßen Verführung. Trockenobst können Sie Ihren Kindern geben, soviel sie möchten. Oft wird der Schleckhunger der Kinder schon allein dadurch gestillt, daß sie lange darauf kauen müssen und dabei viel Speichel produzieren. Achten Sie aber immer darauf, daß Ihre Kinder gleichzeitig genügend Flüssigkeit dazu trinken.

Wie aber, werden Sie fragen, komme ich zu diesem Trockenobst? In der Regel finden Sie es in reicher Auswahl im Handel, allerdings häufig geschwefelt. Von daher ist es am besten, Sie trocknen sich die Früchte selbst. Das können Sie auf dem Dachboden, im Wintergarten oder in Ihrem Backofen. Beim Backofen sollten Sie die Tür dabei etwas offenlassen, daß die Feuchtigkeit abziehen kann. Am einfachsten aber ist es, wenn Sie sich ein elektrisches Dörrgerät anschaffen. Die Früchte im hellen Sonnenlicht zu trocknen ist wegen des zu großen Vitaminverlustes hingegen nicht ratsam.

Schalenobst – Nüsse

Nüsse werden als Schalenobst allgemein zum Obst gezählt. Sie gelten als eßbare Samen von Früchten. Im Gegensatz zum übrigen Obst enthalten Nüsse auch viel Eiweiß und Fett. Der Fettgehalt kann je nach Sorte bei 50 % und höher liegen. Aber auch wichtige Vitalstoffe in beachtlicher Menge, dagegen wenig bis gar kein Vitamin C. Wir können das als einen kleinen Hinweis der Natur verstehen, die uns sagt, daß wir Nüsse nicht gerade täglich essen sollten.

In einer fettarmen, vorwiegend vegetarischen Kost allerdings sind Haselnüsse, Walnüsse, Eßkastanien, Erdnüsse, Mandeln, Pistazien und Kokosnüsse eine gute Ergänzung und eine äußerst wertvolle Nahrung. Bei Mandeln allerdings ist Vorsicht geboten. Sie enthalten Spuren giftiger Blausäure und sollten deshalb nur in geringen Mengen gegessen werden. Erdnüsse hingegen zählen im botanischen Sinn zu den Hülsenfrüchten, werden im Handel und beim Verbraucher aber zu den Nüssen gezählt.

Nüsse sollten trotz ihrer guten Lagerfähigkeit immer trocken, kühl und luftig gelagert werden. Wer darauf nicht achtet, dem kann es bei unsachgemäßer Lagerung passieren, daß seine Nüsse anfangen zu schimmeln oder ranzig werden. Sind Nüsse aber erst einmal verdorben, sollten sie auf keinen Fall gegessen oder in der Küche als Zutat in Speisen verarbeitet werden. Die in den Nüssen sich bildenden Schimmelpilze sind voll von äußerst gesundheitsschädigenden Stoffen. Gut gelagerte Nüsse aber halten lange und gelten als sehr gute Nahrung.

Pilze

Pilze gehören zur größten Gruppe im Pflanzenreich. Es gibt sie in einer unwahrscheinlichen Vielzahl. Botanisch gesehen sind die Pilze, die wir sehen, nicht die Pflanze, sondern die Frucht der Pilzpflanze, des sogenannten Myzels. Aus diesen Fruchtkörpern bilden sich dann in sehr kurzer Zeit oft eine große Menge von Pilzsporen, die als Samen, vom Wind verweht, wieder für neues Pilzmyzel sorgen. Aufgrund dieser komplexen Zusammenhänge sind Pilze schwierig einzuordnen. Wir essen sie z.B. als Gemüse oder als Ersatz für Fleisch. Aber wir essen, genaugenommen, die Fruchtkörper. Von daher müssen wir Pilze zu den Früchten rechnen, genau wie das Obst.

Wir kennen heute an die 50 000 Pilzsorten, davon werden 2500 als Wald- und Wiesenpilze eingestuft. Nur ungefähr 50 davon gelten als sogenannte Eßpilze, darunter Champignons, Pfifferlinge und Steinpilze.

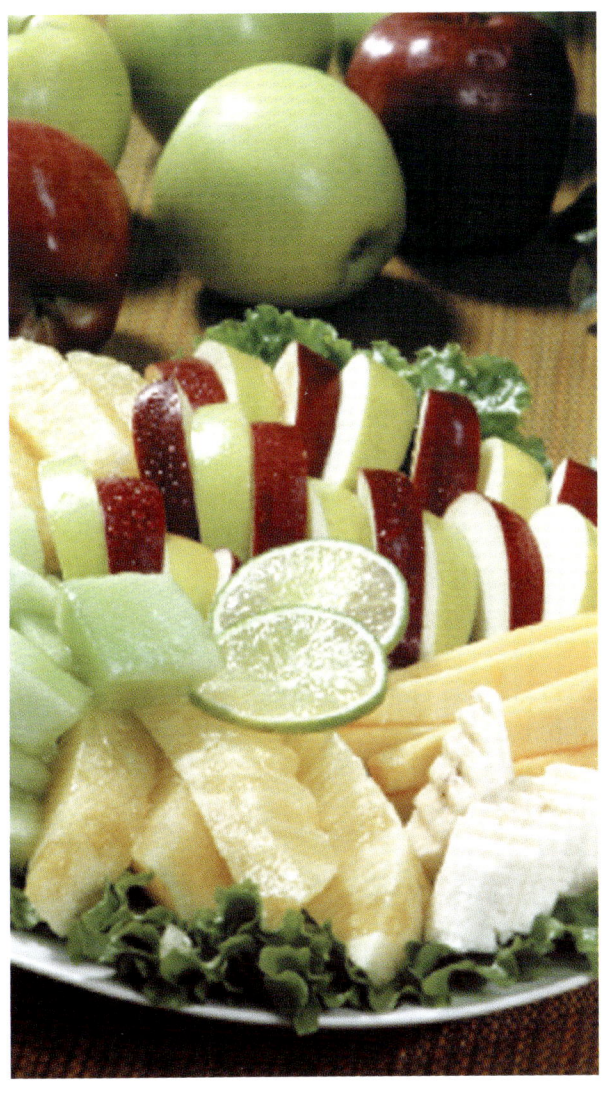

Die meisten Pilze aber sind für uns unsichtbar. Sie sind entweder mikroskopisch klein oder leben versteckt im Boden, im Totholz, in Misthaufen oder Höhlen; einige von ihnen auch in menschlichen Wohnräumen.

Eigentlich leben Pilze überall um uns herum. Im Haushalt der Natur haben sie sogar eine wichtige Aufgabe zu erfüllen. Mikroskopisch kleine Pilze z.B. benötigen wir zum Brauen des Bieres, zum Backen von Brot und zur Herstellung der verschiedenen Käsesorten. Auch das für die Medizin so wichtige Antibiotikum *Penizillin* wird aus einem Pilz hergestellt. Es ist der Penizillium-Pilz.

Andere Kleinpilze wiederum sind wichtig für die Verrottungsvorgänge im Boden. Gemeinsam mit vielen Mikroorganismen sind sie dafür zuständig, organische Masse abzubauen und Nährstoffe für das Wachsen neuer Pflanzen freizusetzen. Wieder andere können als gefährliche Krankheitserreger auftreten und unserer Haut wie auch inneren menschlichen Organen kleinere und größere Schäden zufügen.

Da allen Pilzen der grüne Blattfarbstoff Chlorophyll fehlt, können sie keine Sonnenenergie aufnehmen und somit das Kohlendioxid der Luft nicht verarbeiten. Von daher holen sich Pilze die Energie wie auch die Nährstoffe entweder als Schmarotzer aus anderen Pflanzen oder von verrotteten Pflanzenteilen. So leben manche Pilze in einer Art Symbiose mit ganz bestimmten Wirtspflanzen, wie z.B. der Birkenpilz, den wir so gut wie immer unter Birken finden, und der Lärchenröhrling unter den Lärchen. Diese Pilze wachsen mit ihren feinen Myzelfäden in die Haarwurzeln der Wirtspflanze hinein und sind so über deren Blätter an die Sonne als unerschöpfliche Energiequelle angeschlossen. Gewissermaßen als Gegenleistung setzen diese Pilze für die Wirtspflanze viele Mineralien des Bodens frei, die diese selber nicht zu lösen vermag.

Da Pilze das Sonnenlicht nicht direkt nutzen können, finden wir sie vorwiegend im dunklen Wald wie auch in dunklen Kellerräumen. Die eigentliche Pilzpflanze, das Myzel, wächst im dunklen Erdreich und breitet sich von dort wie ein dünnes Geflecht oft über viele Quadratmeter im feuchten Erdboden aus. Gerade durch dieses großflächig angelegte Myzel im Erdboden sammeln sich in Pilzen oft auch bedenkliche Mengen von toxischen Schwermetallen, vor allem Kadmium, Quecksilber und Blei.

Da der Pilz keine Blätter hat, über die er diese Schadstoffe entsorgen könnte, lagert er sie notgedrungen im Fruchtkörper ab. Seit Tschernobyl ist zudem das Problem erhöhter Radioaktivität bei vielen Wildpilzen zu bedenken. Deshalb sollten Waldpilze auch nicht öfter als höchstens zweimal pro Woche gegessen werden.

Weil Pilze aber aufgrund ihres angenehmen Geschmackes von vielen gern verzehrt werden, hat sich die Kultivierung von Eßpilzen in den vergangenen Jahren immer mehr durchgesetzt. So können verschiedene Pilze gut auf abgesägten Baumstümpfen oder Strohballen gezüchtet werden. Braunkappe z.B. gedeiht im Garten an einem schattigen Platz auf Strohballen sehr gut, Champignons können erfolgreich auf humusreichem Boden gezogen werden.

Bei all diesen Kulturspeisepilzen haben Sie die Belastung mit Schadstoffen nicht zu befürchten. Das gilt sowohl beim Kauf im Handel als auch, wenn Sie sie selbst züchten.

Wer Pilze in der freien Natur selbst sammelt, sollte das immer nur als guter Kenner tun. Einige Arten sind sehr giftig, ähneln aber sehr anderen, nicht giftigen. Von daher ist Vorsicht geboten. Der Kenner muß unterscheiden, welcher von den so ähnlich aussehenden Pilzen ein hochgiftiger Pilz und welcher davon ein guter Speisepilz ist. Verwechslungen können schnell zu schmerzhaften Vergiftungen führen und sogar zum Tod.

In der Vollwerternährung werden Pilze oft auch als

Gewürz genutzt. Bei der Verarbeitung von Pilzen in der Küche sollte man aber immer darauf achten, daß sie nur kurz gewaschen werden und nicht länger als 20 Minuten schmoren.

Von den Inhaltsstoffen her sind Pilze sehr unterschiedlich. Der Anteil von Fett und Kohlenhydraten im Pilz ist gering, der von Eiweiß entspricht in etwa dem einiger Gemüsesorten. Pilzeiweiß ist aber vom Körper nur schlecht verwertbar. Pilze enthalten allerdings eine Reihe ungewöhnlicher Zuckerarten, wie Manose und Trehalose, die zwar ernährungsphysiologisch ohne große Bedeutung, für unsere Gesundheit aber wichtig sind. An Vitaminen kommen insbesondere das Vitamin D, das Provitamin A bei Pfifferlingen wie auch das Vitamin B1 vor. Insgesamt gelten Pilze als sehr leicht verderbliche Lebensmittel, und auch die Bekömmlichkeit ist bei einigen Pilzarten von Person zu Person sehr unterschiedlich.

Schlußfolgerndes

»Gesund und fit« klingt wie Spaß und Sport, läßt also zunächst an Körperkultur denken und wirkt von daher vordergründig. Das aber wäre eine zu einfache und von daher falsche Schlußfolgerung. Denn »gesund und fit« zu sein bedeutet letztlich nichts anderes, als daß wir mit uns selbst und mit unserer Gesundheit im Gleichgewicht sind.

Der Maßstab für unsere Gesundheit aber sind nicht Kalorientabellen oder Kenntnisse über neuartige Ernährungssysteme, sondern Wohlbefinden und Leistungsfähigkeit. Wenn wir aber die besitzen, sind wir gesund und fühlen uns dementsprechend auch fit. Ich kenne keinen, der gesund ist und sich fit fühlt und es nicht bleiben möchte. Dazu aber ist es wichtig, daß wir die Regeln kennen und anwenden. Einige dieser Regeln sind Einfachheit in unserem Lebensstil und Mäßigkeit beim Essen wie auch die Verhinderung von Mangelerscheinungen durch den Gebrauch der Vielfalt an Nahrungsmitteln aus der Natur.

Das Allerwesentlichste aber ist, was wir essen. Denn nur eine natürliche Ernährungsweise erhält uns auch auf Dauer gesund und fit. Solch eine natürliche Ernährung besteht aus Getreidevollkorn und Vollkornprodukten, Obst, Gemüse, Fleisch, Milch und Honig, Nüssen und Kräutern.

Grundsätzlich sollte jede Mahlzeit mit Frischkost beginnen. Obst ist dabei ganz besonders hervorzuheben. Obst sollten wir essen gegen den kleinen Hunger zwischendurch und auch den Kindern in die Schule mitgeben. Wir sollten es als Frischobst essen und als Trockenobst. Am besten zur Jahreszeit seiner Reife und solange es auf natürliche Art und Weise gelagert werden kann. Denn Obst ist die Grundlage für Vitalität und Leistungsfähigkeit. Mit Obst beugen Sie nicht nur vielen Krankheiten vor, sondern können auf die verschiedensten Krankheitserscheinungen auch heilend einwirken.

Der Apfel, der König der Früchte, wirkt heilend bei Magen- und Darmkatarrhen, Blutgefäßleiden, Nierenschwäche und sogar entzündlichen Erkrankungen des Zentralnervensystems. Feigen wirken seit jeher heilend bei Stuhlträgheit. Pfirsiche sind gut gegen Nierenerkrankungen, Kiwis decken einen erhöhten Vitamin-C-Bedarf. Aprikosen liefern, wenn nötig, vermehrt Vitamin A. Kakis beeinflussen positiv den Bluthochdruck, und mit einer Kirschenkur können Sie sogar überschüssiges Fett wieder abbauen.

Obst – was können wir uns Besseres wünschen als dieses Obst, das wir haben, aber noch immer viel zuwenig oder zu einseitig nutzen? Aber das läßt sich in unserer Zeit und in unserer Gesellschaft auf eine ganz einfache Art und Weise ändern. Wir müssen es nur wollen.